Las 5 Leyes Biológicas:

La Piel y las Alergias Cutáneas

La Nueva Medicina del Dr. Hamer

Las 5 leyes biológicas: La Piel y las Alergias Cutáneas
La nueva medicina del Dr. Hamer

© 2014 para todos los países

Todos los derechos son reservados. Cada reproducción, también parcial, del texto y las imágenes, tiene que ser autorizada preventivamente por el autor.

ISBN: 978-1500530761

Para información pueden contactar con el autor a las siguientes direcciones:
www.5biologicallaws.com

Andrea Taddei

Las 5 Leyes Biológicas:
La Piel y las Alergias Cutáneas

La Nueva Medicina del Dr. Hamer

Advertencia

El autor declina cada responsabilidad aproximadamente la información y el utilizo de los argumentos tratados en este texto. Nada arriba quiere sustituir la medicina oficial y académica.

Hoy los descubrimientos del Dr. Hamer todavía no han sido verificados y reconocidos por la medicina oficial.

Se recuerda al lector que este texto no pretende sustituir a cierta diagnosis y terapia médica, pero lo mismo se aplicará a los terapeutas competentes para enfrentar los beneficios y riesgos de las terapias actualmente ofrecidas.

Índice

A Matilde

Presentación

Las 5 Leyes Biológicas descubiertas por el Dr. Hamer representan una nueva interpretación y la comprensión de todos los procesos definidos patológicos.

Este libro, particularmente, trata en manera exhaustiva los conflictos que conciernen los conflictos de la separación .

También se explican desde el punto de vista de las 5 leyes biológicas, las más comunes y difundidas patologías a cargo del la piel: Acné Vulgaris, Callos, Angiomas, Alopecia, Hongos en la piel, Alopecia androgénica, Verrugas, Herpes Labial, Herpes Genital, Herpes Zooster (Fuego de San Antonio), Eccema dishidrótico, Celulitis, Psoriasis, Dermatitis, Eccema (Neurodermatitis), Urticaria, Nevus, Lunares, Urticaria, Sudación, Vitíligo, Pediculosis.

La Nueva Medicina Germánica descubierta por el Dr. R.G. HAMER y sistematizada en las 5 leyes biológicas, representa un cambio en la comprensión de la que comúnmente se llama enfermedad.

Por medio de sus estudios, el Dr. R.G. HAMER ha llegado a la constatación que los procesos patológicos no son "errores biológicos de la naturaleza" sino Programas Biológicos Sensatos de la naturaleza consecuente a eventos precisos.

Este libro fue escrito con la intención de aportar una mayor comprensión sobre problemáticas inherentes al la piel y las alergias cutáneas.

"Cada verdad atraviesa tres fases.
Antes es ridiculizada.
Luego encuentra una violenta oposición.
Por fin es aceptada como evidente"

Arthur Schopenhauer

1. Las 5 Leyes Biológicas

La 1° Ley Biológica de la Naturaleza

1° CRITERIO: cada programa especial, biológico y sensato (SBS) es originado por un DHS (Síndrome de Dirk Hamer), es decir con un choque conflictivo inesperado, agudo y dramático, experimentado intensamente y con una sensación de aislamiento. A partir del DHS, cada SBS se manifiesta simultáneamente sobre los tres niveles: psique, cerebro, órgano.

2° CRITERIO: el DHS determina la localización del SBS a nivel tanto del cerebro, el así llamado Foco de Hamer, como del órgano, donde se ocasiona una alteración orgánica.

3° CRITERIO: el curso del SBS es sincrónico sobre los tres niveles (psique, cerebro, órgano) del DHS a la solución del conflicto (CL), comprendida el epicrisi (CE) a la cumbre de la fase Post-Conflictiva (PCL) hasta la vuelta a la normalidad (normotonia).

Como representado en figura, tenemos una línea que representa el tiempo que pasa, dónde según los casos puedo encontrar: segundos, minutos, horas, días, meses o bien años.

tiempo

19

Sobre esta línea es representado el sistema nervioso simpático, también dice ortosimpático (vean Apéndice).

sistema nervioso simpático

tiempo

Bajo la línea del tiempo es representado el sistema nervioso parasimpático.

tiempo

sistema nervioso parasimpático

Normalmente nos encontramos en un estado de normotonia:

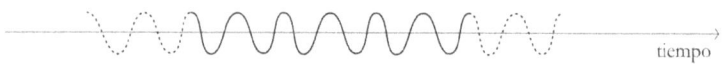

tiempo

o bien flotamos fisiológicamente de una activación del sistema nervioso simpático a una activación del sistema nervioso parasimpático; es el ritmo día-noche, actividad-descanso.

Durante este normotonia puede ocurrir, y es completamente normal, que un acontecimiento agudo, inesperado, repentino, dramático, me pilla a contrapié y lo vivo como un estado de aislamiento:

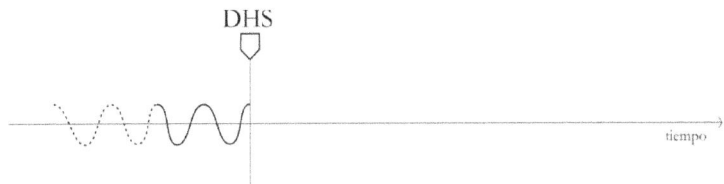

DHS

tiempo

Este acontecimiento (DHS) señala el principio inmediato de una catarata de modificaciones que ocurrirán al mismo tiempo e instantáneamente en tres niveles: a nivel psíquico tendré el recuerdo del conflicto biológico (DHS), a nivel del tejido cerebral se activarán áreas cerebrales (HH-Foco de Hamer) relacionadas al acontecimiento experimentado mientras a nivel de los órganos o las entrañas, siempre en relación a la vivencia, se verificarán modificaciones funcionales y estructurales.

El DHS es un acontecimiento biológico y no psicológico; un acontecimiento al que el organismo viviente tiene que reaccionar de modo optimo e inmediato porque está en peligro la misma incolumidad, la misma existencia o la existencia de cuyo el grupo pertenece.

La 2° Ley Biológica de la Naturaleza

Todos los programas especiales con sentido biológico (SBS) constan de dos fases, a condición que se llega a la solución del conflicto.

La 2° Ley Biológica describe el programa Especial Biológico y Sensato de la naturaleza (SBS); el curso bifásico del estado de simpáticotonia/parasimpáticotonia siguiente al conflicto biológico (DHS) experimentado por el individuo en un particular momento y será recalcado por una serie de acontecimientos precisos:

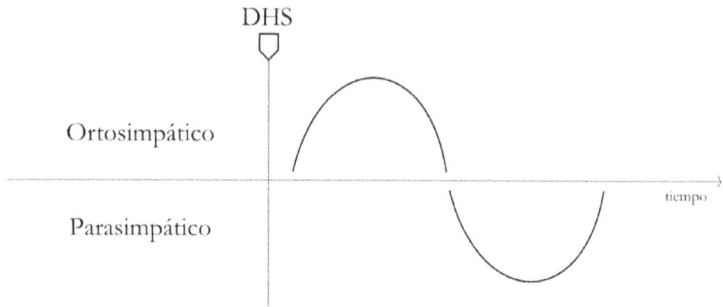

Del momento del DHS, con una lógica completamente sensata del punto de vista biológico, se asiste a una activación del sistema nervioso ortosimpático, esta activación es absolutamente óptima para permitirle al individuo de reaccionar a aquel acontecimiento inesperado, repentino y que lo ha pillado a contrapié. La activación del sistema ortosimpático persistirá hasta cuando no se haya solucionado el conflicto inicial (DHS). Este estado de simpáticotonia puede ser más o menos intenso (masa conflictiva) según el tipo de conflicto experimentado. Por toda la duración del estado de simpáticotonia se tendrán de las señales físicas y psíquicas que me indicarán que estoy en un estado de Conflicto Activo (CA):

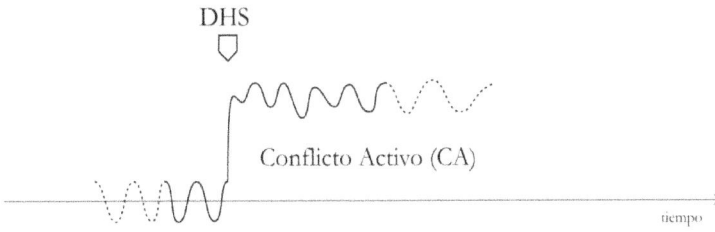

DHS

Conflicto Activo (CA)

tiempo

A nivel psíquico se seguirá pensando en lo que ha sucedido (pensamiento obsesivo) tanto en el día como en la noche (si ha sido particularmente intensa) por un estado de activación del sistema nervioso simpático.

A nivel vegetativo se tendrán: manos y pies fríos, piel fría, inapetencia, pérdida de peso, insomnio con despertares entre las 01 y las 03 de la mañana e hiperactividad, por un estímulo del sistema nervioso simpático.

A nivel cerebral, que pueden ser visualizados por TAC (Tomografía Axial Computadorizada) sin contraste, tendré la formación de los así llamados Focos de Hamer (HH) en determinadas áreas relativas al conflicto experimentado y al órgano correspondiente.

A nivel orgánico ocurrirá una modificación estructural y funcional, dependiente del origen embriológico del tejido que es estimulado por el sistema simpático (3° Ley Biológica). En la fase de Conflicto Activo, si no con raras excepciones, no se tienen síntomas.

Este estado de simpáticotonia siguiente al DHS le permite al individuo poder solucionar el conflicto en tiempos hábil (días, semanas o meses) y si éste ocurre, se hablará de Conflicto Lisis (CL):

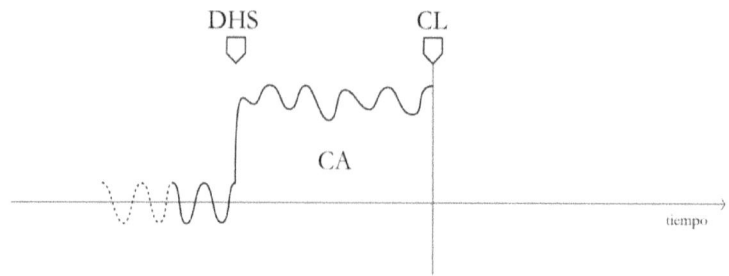

El Conflicto Lisis (CL) marca el paso a una segunda fase, opuesta a la primera, dónde se verifica una activación del sistema parasimpático o vagotonía:

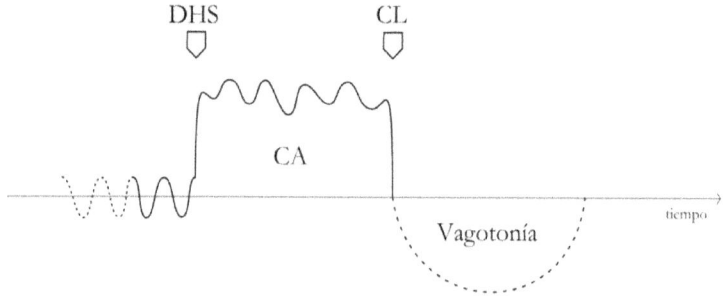

Esta segunda fase vagotonía es formada por una Fase A. (PCL-A.-Post-Conflictolisis A), una fase o pico simpático tónico (CE-Crisis Epileptoide) y una Fase B (PCL-B Post-Conflictolisis B). La duración temporal de esta fase está en relación a la duración del Conflicto Activo.

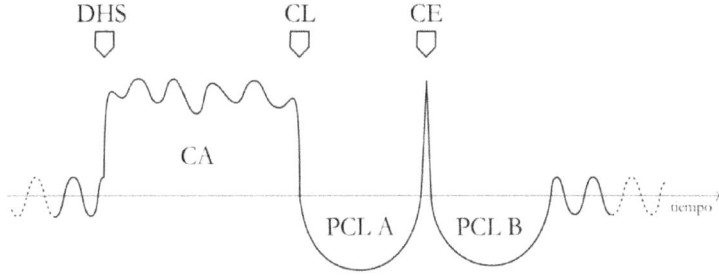

"Sólo para permitirle al lector poder comprender el curso de la 2° Ley Biológica descubierto por el Doctor Hamer es reproducido aquí el esquema gráfico del curvo bifásico que trae a la memoria en parte lo original del Doctor Hamer como indicado en bibliografía."

Por toda la duración del estado de vagotonía, tendré síntomas físicos y psíquicos que me indicarán que estoy en un estado de PCL (Post Conflictolisis) definida también fase de Solución.

A nivel psíquico no se pensará más a la cosa que ha sucedido, ya solucionada y lejana, y se estará muy tranquilos.

A nivel vegetativo se tendrán: manos y pies calientes, cansancio y otras señales en relación a la activación de lo parasimpático.

A nivel cerebral, que pueden ser visualizados por TAC (Tomografía Axial Computadorizada) sin contraste, se tendrán los Focos de Hamer (HH) con una diferente conformación de las áreas relativas al conflicto experimentado y al órgano con respecto de la fase simpático tónica.

A nivel orgánico ocurrirá una modificación estructural y funcional en dirección opuesta con respecto de la fase simpático tónica (3° Ley Biológica). En esta fase aparecerán señales y síntomas físicos en relación precisa al DHS sufrida anteriormente.

La 3° Ley Biológica de la Naturaleza

II sistema ontogenéticamente condicionado de los Programas Especiales con Sentido Biológico (SBS).

Cada tejido deriva originariamente de uno de las tres membranas germinativas definidas: Endodermo, Mesodermo (Antiguo y Reciente) Ectodermo (vean Apéndice); cada individual tejido que deriva de una precisa membrana embrionaria es sometido a un estímulo del sistema nervioso autónomo (simpáticotonia-parasimpáticotonia) y puede incurrir en cuatro distintas alteraciones estructurales y funcionales:

- aumento de tejido *(proliferación)*
- disminución de tejido *(necrosis, úlcera)*
- aumento de la función del tejido *(hiperfunción)*
- disminución de la función del tejido *(hipofunción)*

Todos los tejidos que derivan del Endodermo en la Fase Simpático tónica (CA) ayudan un aumento de tejido y función, mientras en la fase para simpáticotonica (PCL) ayuda una reducción de tejido y función:

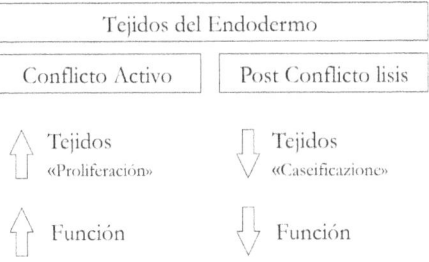

Todos los tejidos que derivan del Mesodermo Antiguo en la fase simpático tónica (CA) ayuda una reducción de tejido y función, mientras en la fase parasimpático tónica (PCL) ayuda un aumento de tejido y función:

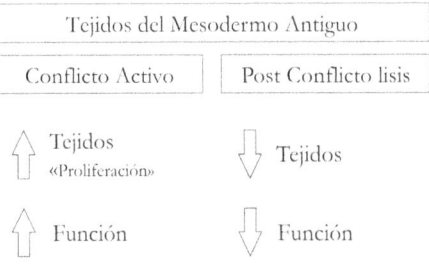

Todos los tejidos que derivan del Mesodermo Reciente en la fase simpático tónica (CA) ayuda una reducción de tejido y función, mientras en la fase para simpático tónica (PCL) ayudan un aumento de tejido y función:

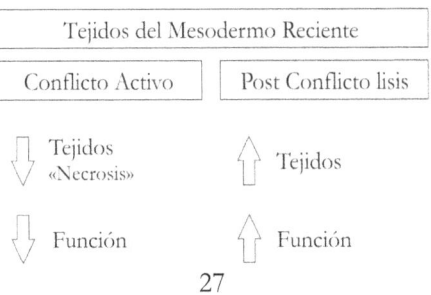

Todos los tejidos que derivan del Ectodermo en la fase simpático tónica (CA) ayuda una reducción de tejido y función, mientras en la fase para simpático tónica (PCL) ayudan un aumento de tejido y función:

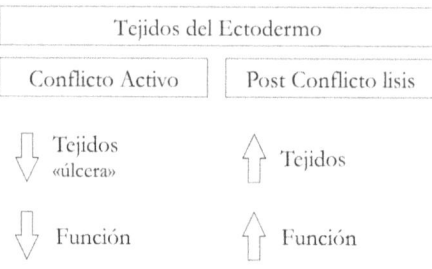

La 4° Ley Biológica de la Naturaleza

El sistema genéticamente determinado de los microbios en la historia de la evolución.

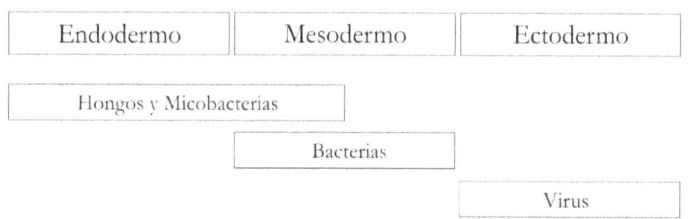

Hongos, bacterias y virus participan activamente en la segunda fase del curvo bifásico (PCL) optimizando la fase de solución.

Los hongos y mico bacterias (TBC) participan en la reducción del tejido que deriva del Endodermo que en fase activa (CA) es aumentado o bien sólo realizan una caseificación en fase Post-Conflictolítica. Los micos bacterias se pueden encontrar también en una parte de los tejidos que derivan del Mesodermo Antiguo.

Las bacterias que derivan del Mesodermo, proliferan en fase activa (CA) y optimizan la fase de solución de los tejidos (PCL).

Los virus los encontramos en los tejidos que derivan del ectodermo en fase PCL y optimizan la reparación, restableciendo la estructura.

La 5° Ley Biológica de la Naturaleza

La quintaesencia

La 5° ley biológica recuerda que los programas especiales biológicos sensatos (SBS) activados por un DHS tienen un sentido biológico preciso para garantizar la supervivencia del individuo o el grupo.

El Sentido Biológico es por todos los tejidos en Conflicto Activo, excepto que por los tejidos que derivan del Mesodermo Reciente, dirigido por la Sustancia Bianca, en la que ocurre al final de la fase de solución (normotonia).

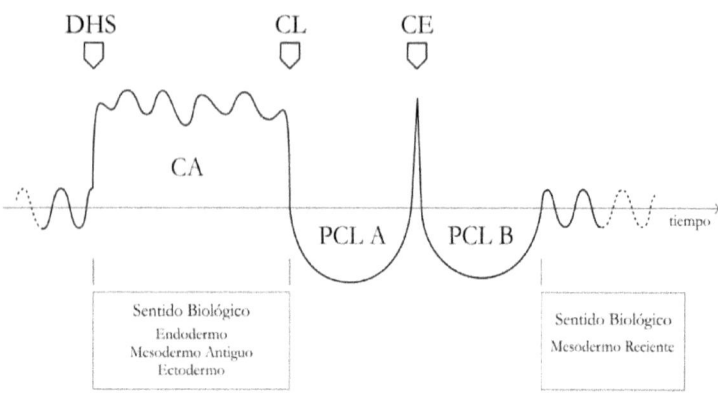

DHS   CL   CE

CA

PCL A   PCL B

tiempo

Sentido Biológico
Endodermo
Mesodermo Antiguo
Ectodermo

Sentido Biológico
Mesodermo Reciente

30

2. Los Conflictos Biológicos

Entre todo lo que una persona vive, sólo algunos acontecimientos representarán un DHS. Son todos los conflicto acontecimientos en que ocurren estas condiciones:

- inesperado
- imprevisto
- agudo
- dramático
- vivido en el aislamiento

Son definidos Conflictos Biológicos porque el acontecimiento que ocurre representa una "dificultad biológica" al que el individuo tiene que contestar y superar para garantizar su integridad biológica.

La reacción es automática, inmediata, instintiva y no mediada por el sí mismo, sólo estos conflictos pueden ser definidos biológicos y son los que permitirán que el programa especial empiece, biológico y sensato (SBS); diferente completamente de los conflictos, estudiados en psicología, en el que el conflicto representa un choque entre lo que una persona desea y una instancia interior, interpersonal que impide la satisfacción de la necesidad, de la exigencia o del objetivo conectado a tal deseo; esto representa, ciertamente un malestar para el individuo, pero no tendrán la capacidad de producir la activación de un programa especial biológico y sensato.

Los conflictos biológicos, que pueden representar un DHS, son:

- Conflictos del "bocado"
- Conflictos del "sentirse atacados"
- Conflictos de "auto-devaluación"
- Conflictos de "territorio y separación"

Únicamente estos conflictos, sólo si experimentados como DHS del individuo (inesperados, repentinos, dramáticos y experimentados en aislamiento) irán a producir de las modificaciones tissulares y funcionales, como respuesta sensata, siguiendo el curso del curvo bifásico y la 3° Ley Biológica.

Los conflictos y el programa especial, biológico y sensato (SBS) que se producen nos permiten tanto como localizas como especie, en los casos más graves de sobrevivir y en los casos dramáticos de "reaccionar" al acontecimiento inesperado.

Conflicto del "bocado"

Estos conflictos están unidos a la supervivencia del individuo, de la especie y al mantenimiento de las funciones vitales: comer, digerir, asimilar, eliminar, evacuar, respirar, oír y reproducirse.

El conflicto del bocado, con todos sus matices, implica los tejidos que derivan del Endodermo, o bien de la membrana embrionaria directamente interesada al mantenimiento vital del cuerpo y de ellos derivan:

- Oral submucosa
- Paladar
- Glándulas parótidas
- Sublinguales glándulas salivales
- Las amígdalas
- Las adenoides *(faringe)*
- Glándulas lacrimales
- Iris
- La glándula tiroides
- Hipófisis posterior
- Oído medio
- Tubo de Eustaquio
- Tercio inferior del esófago *(excepto 2/3 menos)*
- Alvéolos
- Curvatura mayor del estómago *(excepto curvatura pequeño)*
- Parénquima hepático *(excepto los conductos biliares y la vesícula biliar)*
- Parénquima pancreático *(excepto los conductos pancreáticos y las islas de Langerhans)*
- Columnar epitelio de la gastro-intestinal

- Duodeno *(excepto el bulbo duodenal)*
- Intestino delgado, el intestino grueso y sigma
- En el interior del ombligo
- Médula suprarrenal *(excepto la corteza suprarrenal)*
- Túbulos colectores renales
- Submucosa rectal
- Trígono de la vejiga
- Mucosa del cuerpo del útero
- Las glándulas de Bartholin
- Las trompas de Falopio
- Tejido ovárico *(excepto el tejido intersticial)*
- Tejido testicular
- Próstata
- El músculo liso

El bocado, fundamental por la supervivencia del individuo, más allá de que a la comida, también es asociado con el bocado aire (alvéolos pulmonares, bocado luz (ojo, entero idea) bocado auditivo (oreja mediana), bocado agua (túbulos colectores renales).

El contenido emotivo de los conflictos "del bocado" relativos el hombre es, para citar algunos:

- Conflicto no poder digerir el "bocado"
- Conflicto por adversidad indigesta
- Conflicto de miedo-pánico de morir
- Conflicto no poder agarrar el bocado

Conflicto del "sentirse atacados"

Estos conflictos son relacionados al sentirse atacado por todo lo que es externo al individuo, sentirse atacados a la integridad.

El conflicto del sentirse atacados, con todo sus matices, implica todos los tejidos que derivan del Mesodermo Antiguo, membrana embrionaria directamente interesada a la protección del individuo; de ello derivan:

- Derma
- Glándula mamaria *(excepto productos)*
- Pericardio
- Pleura
- Peritoneo
- Mayor epiplón

El contenido emotivo de los conflictos del "sentirse atacados" relativos el hombre es, para citar algunos:

- Conflicto no querer el contacto
- Conflicto de ataque a la misma integridad
- Conflicto de desfiguración zonal
- Conflicto de ataque contra el corazón

Conflicto de "auto-devaluación"

Estos conflictos son relativos al sentirse infravalorado, a no lograr, a no ser adecuados y a no estar a la altura, a no poder…

El conflicto de auto-devaluación, con todos sus matices, implica todos los tejidos que derivan del Mesodermo Reciente, o bien a la membrana embrionaria directamente interesada al crecimiento del individuo y a la consolidación del grupo; de ello derivan:

- El tejido conectivo
- El tejido linfático *(ganglios linfáticos)*
- Tendon tejido
- Tejido adiposo
- Cartílago
- Hueso
- Dientes *(dentina)*
- Bazo
- Los músculos estriados
- La pared de la arteria
- Las paredes de las venas
- Tejido de miocardio
- Músculo liso uterino
- Los músculos del cuello uterino
- Músculos anulares del esfínter del cuello del útero
- Músculos *(estriado)* de la vejiga
- Esfínter vesical músculo anillo

- El músculo liso del tracto intestinal
- Músculos *(estriado)* del recto
- Músculos anulares del esfínter anal
- corteza suprarrenal
- Ovárico intersticial del tejido *(excluyendo parénquima)*
- Tejido testicular intersticial *(con exclusión de parénquima)*
- Parénquima renal

El contenido emotivo de los conflictos de "devaluación" relativos el hombre es, para citar algunos:

- Conflicto de devaluación intelectual
- Conflicto no estar a la altura
- Conflicto no lograr librarse de una situación
- Conflicto haber sido puesto "fuera de juego"
- Conflicto por la pérdida de una persona
- Conflicto tener una "carga"

Conflicto de "territorio y separación"

Estos conflictos son relativos al grupo al que se pertenece, al territorio y a la separación. El conflicto de territorio (lucha y separación) con todos sus matices, implica todos los tejidos que derivan del ectodermo, o bien de la membrana embrionaria directamente interesada a la lucha por el territorio y a la separación. Del ectodermo derivan:

- Epitelio pavimentoso:

    conductos de tiroides
    laringe
    los arcos branquiales
    los conductos de la leche
    de la mucosa bronquial
    de los conductos pancreáticos
    biliar
    de la pelvis renal y de los uréteres
    epidermis
    del párpado y la conjuntiva

- conductos lagrimales
- conductos de las glándulas parótidas y sublinguales
- Cuerpo vítreo, la córnea y el cristalino
- El esmalte dental
- Íntima de las arterias y venas coronarias
- La mucosa nasal y de los senos paranasales
- Mucosa oral
- Mucosa del 2/3 superiores del esófago
- La mucosa gástrica *(curvatura pequeño)*
- Mucosa del cuello y el orificio del útero
- La mucosa vaginal
- Mucosa rectal
- Mucosa vesical *(excluyendo el trígono)*
- Las células del páncreas *(alfa y beta)*
- Periostio

El contenido emotivo de los conflictos de "territorio y separación" relativos el hombre es, para citar algunos:

- Conflicto de territorio
- Conflicto de amenaza de territorio
- Conflicto de rencor de territorio
- Conflicto no poder "marcar" el territorio
- Conflicto de separación
- Conflicto no tener derecho de morder

Por un estudio profundizado de los conflictos relativos a los DHS al lector se pospone a la lectura del Tablero Científico de la Nueva Medicina Germánica* (Ed. Amici di Dirk).

3. El Conflicto Activo

El DHS que ha ocurrido marca el principio del programa especial biológico y sensato de la naturaleza. El sistema nervioso ortosimpático será activado para llevar una respuesta al acontecimiento ocurrido de modo inesperado y repentino para poderlo solucionar en tiempos hábil, se habla de Conflicto Activo.

El individuo en un estado de Conflicto Activo seguirá hurgando por el día sobre aquella cosa que le ha sucedido tan inesperadamente y si ha sido muy intensa también pensará por la noche y se despertará entre las 01 y las 03 por la mañana. A nivel somático tendrá manos, pies y piel enfrías, inapetencia, hiperactividad, mínimo cansancio.

En Conflicto Activo, en conjunto el individuo está bien y no tiene síntomas que pueden preocuparlo, todas sus energías físicas y psíquicas son dirigidas a solucionar su problema (DHS). Otros pequeños problemas son arrinconados momentáneamente o en todo caso no representan en este momento una prioridad.

En esta fase, según el tipo de conflicto (DHS) que ha padecido, los tejidos empiezan a "responder" al estado de simpáticotonia pero no se tienen síntomas:

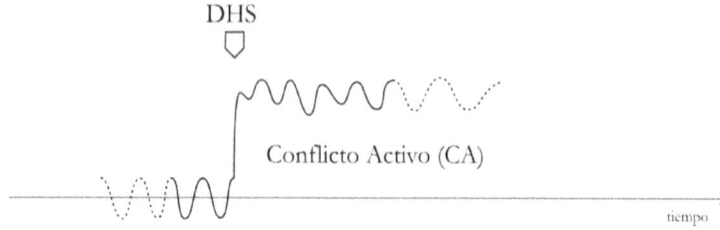

Si el DHS concierne un conflicto del "bocado" correspondiente a un cualquier tejido que deriva del Endodermo, en Conflicto Activo el tejido aumentará (proliferación) y aumentará la función relativa:

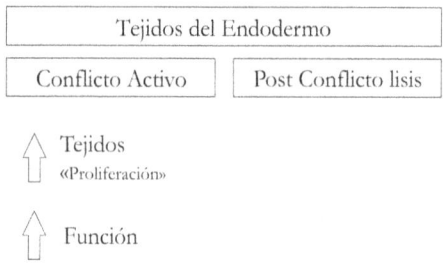

Si el DHS concierne un conflicto de "sentirse atacados" correspondiente a un cualquier tejido que deriva del Mesodermo Antiguo, en Conflicto Activo el tejido aumentará y aumentará la función relativa:

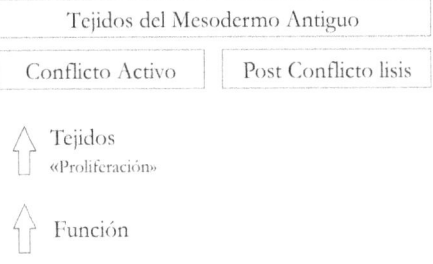

Si el DHS concierne un conflicto de "auto-devaluación" correspondiente a un cualquier tejido que deriva del Mesodermo Reciente, en conflicto activo el tejido reducirá y se reducirá la función relativa:

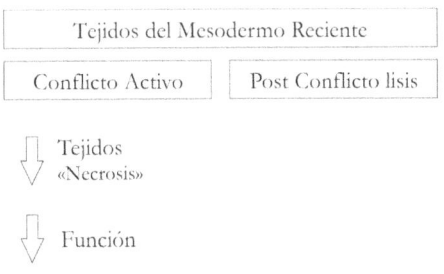

Si el DHS concierne un conflicto de territorio correspondiente a un cualquier tejido que deriva del ectodermo, en Conflicto Activo el tejido reducirá (úlcera) y disminuirá la función relativa:

Tejidos del Ectodermo	
Conflicto Activo	Post Conflicto lisis

⬇ Tejidos «úlcera»

⬇ Función

El sentido biológico (5° Ley Biológica) por todos los conflictos que derivan del Endodermo, del Mesodermo Antiguo y del ectodermo está en Conflicto Activo.

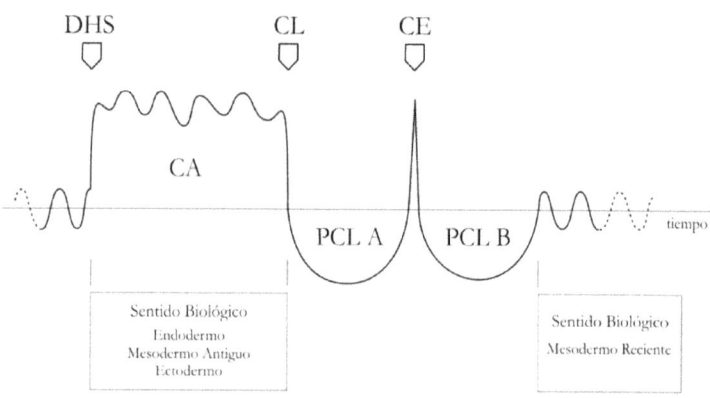

4. La Conflicto Lisis

La Conflicto lisis ocurre cuando, gracias al estado de simpáticotonia anterior, logro solucionar el conflicto (DHS). La resolución del conflicto puede ocurrir por diferentes modos más o menos dependientes del individuo; puedo ponerme en la condición que me aparto definitivamente de lo que ha ocurrido, puedo afrontar la situación o bien como a veces ocurre las circunstancias desenvuelven espontáneamente también en una dirección mejor sin una intervención mía directo.

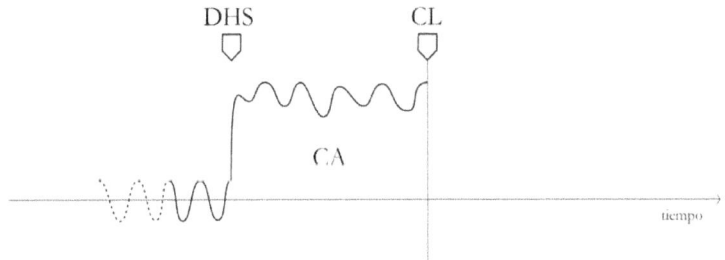

La Conflicto lisis es un acontecimiento que permite solucionar el conflicto biológico, tiene una connotación positiva, representa un alivio, una solución.

En consecuencia de la Conflicto lisis ocurre un cambio de fase; de un estado de orto simpáticotonia se pasará en una fase para simpáticotonia o vagotonía es decir la fase Post-Conflicto lítica de solución.

5. El Post-Conflicto Lisis

La fase Post-Conflicto lítica (PCL) representa la segunda fase del curvo bifásico; es una fase en que la activación del simpático deja el sitio a una activación del sistema nervioso parasimpático.

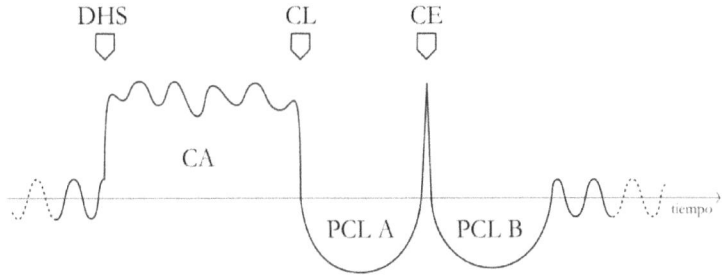

En esta fase vagotonica el individuo estará cansado, si puede, dormirá más que lo usual, ya no pensará en su problema porque por fin es solucionado, a nivel somático tendrá manos, pies y piel caliente y comparecerán las señales y los síntomas que llevarán la persona a preguntar una consulta médica para asignar un nombre a la misma "enfermedad".

Los síntomas que se manifiestan en esta fase están en relación al tipo de DHS que se ha vivido en precedencia y que ha iniciado el programa especial biológico y sensato: resfriado, bronquitis, vitíligo, dermatitis, gastritis, hepatitis, cistitis, psoriasis, pleuresía, conjuntivitis, miopía, lumbalgia, rinitis, cefalea, artritis... y todas las otras así llamadas "enfermedades"; que tienen una correspondencia precisa y unívoca con un conflicto biológico, DHS.

En esta segunda fase vagotonica, los tejidos empiezan a "responder" al estado de para simpáticotonia (3° Ley Biológica):

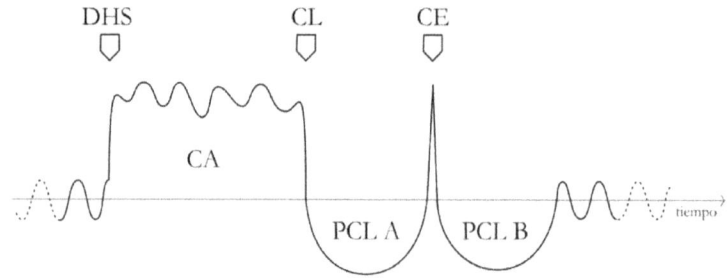

Si el DHS concierne un conflicto del "bocado", correspondiente a un cualquier tejido que deriva del Endodermo en solución, el tejido en examen y su relativa función se reducirán:

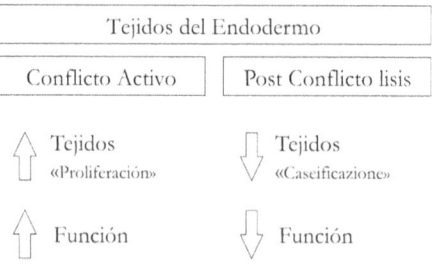

48

Si el DHS concierne un conflicto del "sentirse atacados", correspondiente a un cualquier tejido que deriva del Mesodermo Antiguo en solución, el tejido en examen y su relativa función se reducirán:

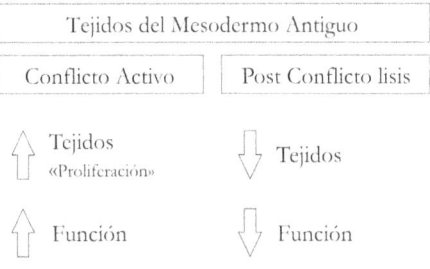

Si el DHS concierne un conflicto de "auto-devaluación" correspondiente a un cualquier tejido que deriva del Mesodermo Reciente en solución, el tejido en examen y su relativa función aumentarán para acabar la fase con "una excedencia" de tejido:

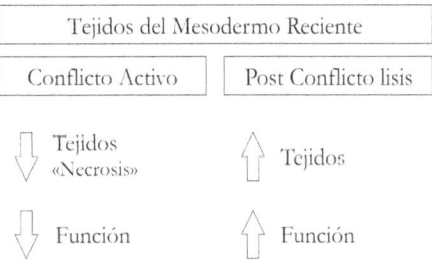

Si el DHS concierne un conflicto de "territorio" correspondiente a un cualquier tejido que deriva del ectodermo en solución el tejido en examen y su relativa función se restablecerá:

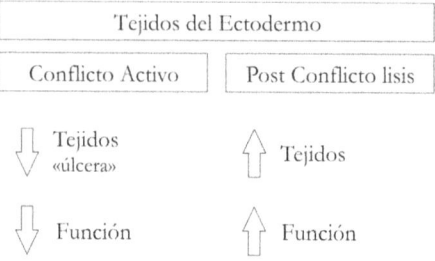

Tejidos del Ectodermo

| Conflicto Activo | Post Conflicto lisis |

⇩ Tejidos «úlcera»   ⇧ Tejidos

⇩ Función   ⇧ Función

Como representado en figura, la fase de solución vagotonica es formada a su vez por tres curvas:

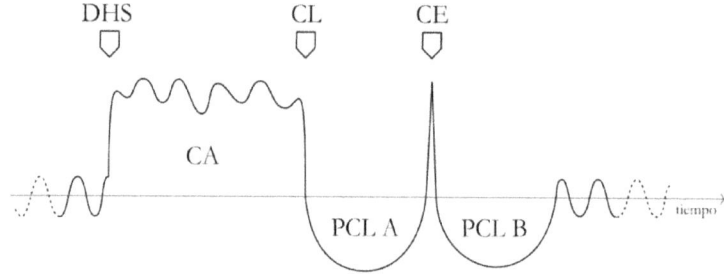

La fase PCL A es la primera fase para simpático tónica donde se asiste al emerger del o de los síntomas. Analizando una individual curva bifásica y sin reincidente, la duración temporal de esta fase es exactamente la mitad de la duración del Conflicto Activo pero con una duración máxima de tres semanas (si la fase de CA ha durado dos semanas, la fase PCL A tiene una duración de una semana. Más de las seis semanas de CA, la fase PCL A será siempre de tres semanas):

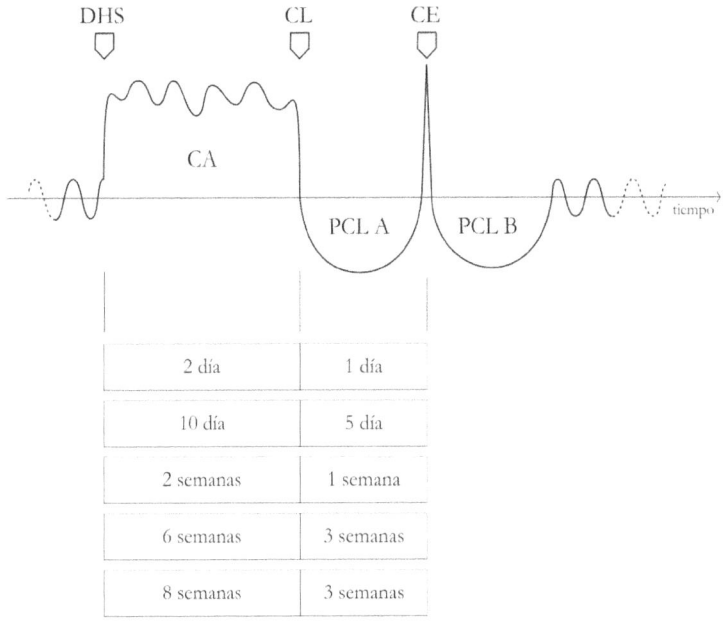

2 día	1 día
10 día	5 día
2 semanas	1 semana
6 semanas	3 semanas
8 semanas	3 semanas

Siguiente al PCL A se observa un pico simpático tónico llamado Crisis Epileptoide - CE (si el DHS es de tipo motor, tomará el nombre de Crisis Epiléptica) este pico simpático tónico a medias de la fase de solución tiene la función para reducir el edema cerebral a nivel del HH y será acompañado por una sintomatología muy epatante y aguda, que tomará el nombre de cólico renal, cólico biliar, cólico intestinal, ataque de pánico, pero siempre estará en relación al contenido emotivo del DHS inicial.

Biológicamente, la Crisis Epileptoide tiene una duración que varia de 10-20 segundos a cuatro horas:

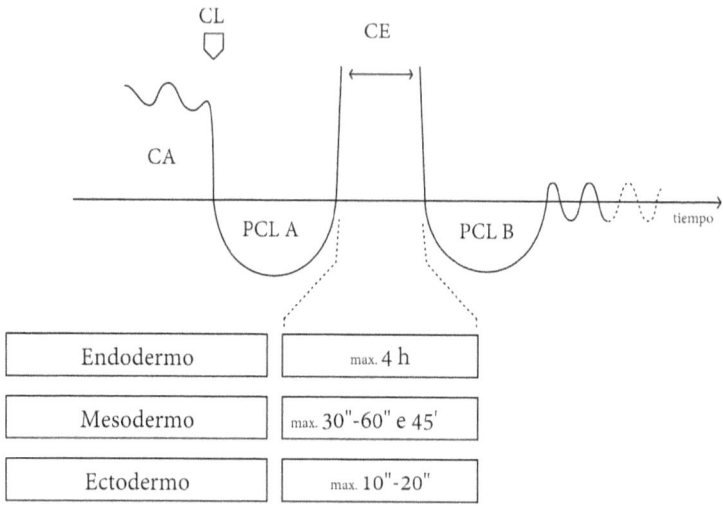

Endodermo	max. 4 h
Mesodermo	max. 30"-60" e 45'
Ectodermo	max. 10"-20"

La duración máxima de la Crisis Epileptoide, como a menudo ocurre, puede superar el tiempo máximo si va en "suspensión".

Acabada la Crisis Epileptoide se presentará una fase vagotonica PCL B intensa bajo punto de vista sintomatologico, que señalará el fin del programa biológico y sensato de la naturaleza antes de volver en normotonia.

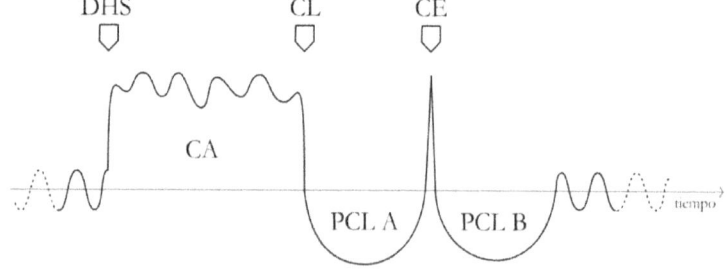

En la fase Post-Conflicto lítica además tener una sintomatología concerniente el DHS coherente al tipo de tejido implicado, se podrá también tener fiebre de vario grado según la derivación embrionaria del tejido:

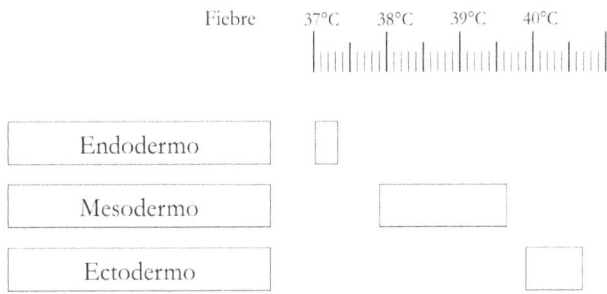

El sentido biológico (5° Ley Biológica) por los tejidos que derivan del Mesodermo Reciente ocurre al final de la curva bifásica cuando se restablece la normotonia.

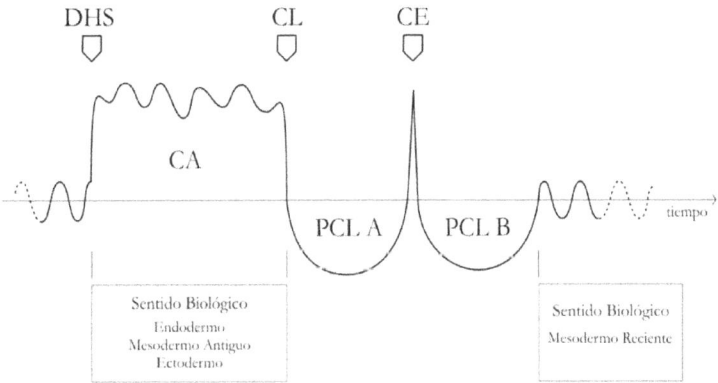

6. La Lateraridad

Saber si algún es derechos o zurdos es fundamental para comprender como el individuo "funciona".

Entre todas las pruebas que pueden ser hechas para establecer si las personas son derechos o zurdos, el Doctor Hamer ha podido averiguar que lo único capaz establecer exactamente la lateraridad es la prueba del aplauso.

Aplaudiendo como si estuviéramos en teatro, la mano que golpea sobre da la dominancia: el derecho golpeará la mano derecha sobre la izquierda, mientras que el zurdo golpeará la mano izquierda sobre la derecha.

DIESTRO	
parte izquierda del cuerpo	parte derecha del cuerpo
la misma madre y los mismos hijos o a animales	papá, marido amante, hermano hermana, compañero compañera, amigos amigas, empresario colegas, suegros…

En los derechos tanto machos como hembras, la parte no dominante, la izquierda, está en relación al nido, o bien a la misma madre y los mismos hijos o a animales. En cambio la parte derecha concierne todas las otras figuras (papá, marido, amante, hermano, hermana, compañero, compañera, amigos, amigas, empresario, colegas, suegros...).

En los zurdos tanto machos como hembras, la parte no dominante, la derecha, está en relación a la misma madre y los mismos hijos o a animales, mientras que la parte dominante concierne a todas las otras personas:

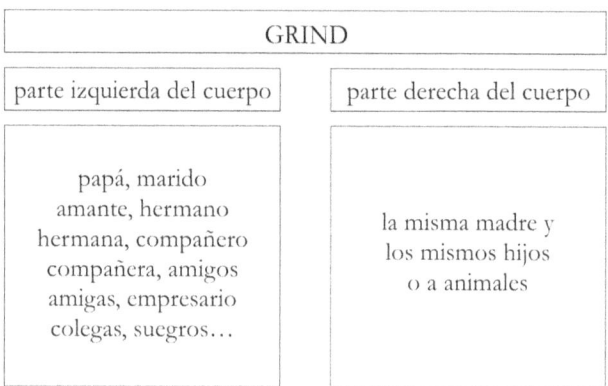

GRIND	
parte izquierda del cuerpo	parte derecha del cuerpo
papá, marido amante, hermano hermana, compañero compañera, amigos amigas, empresario colegas, suegros...	la misma madre y los mismos hijos o a animales

La regla de la lateraridad sólo es válida para los tejidos que derivan del Mesodermo y del Ectodermo.

7. Las Recidivas

Cuando un DHS se verifica, el individuo pasa antes una fase de Conflicto Activo (CA) y si le llega a un Conflicto lisis (CL) iniciará la fase vagotonica Post-Conflictolítica (PCL), que sucesivamente, con su tiempo biológico, volverá en normotonia.

Se habla de Recidiva cuando el individuo en vez de progresar en la curva bifásica, como descrito, seguirá pasando de una fase vagotonica (PCL) a una fase simpático tónica (CA), sin necesariamente volver en normotonia.

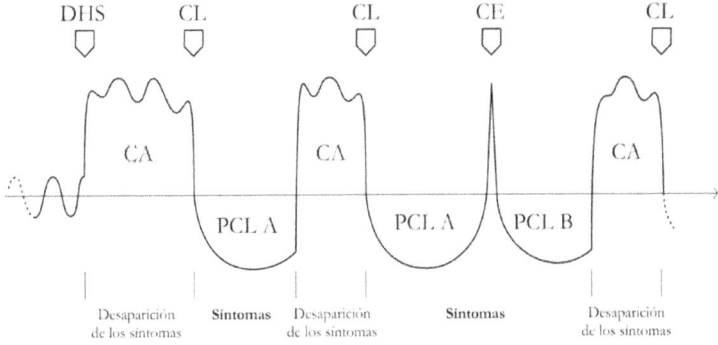

Este curso depende del presentarse, cuando uno es en vagotonía (PCL) del Conflicto Activo, debido al acontecimiento que se presenta. Esta modalidad puede ser sida capacitado adelante para mucho tiempo, también por meses.

Del punto de vista sintomatologico se manifestarán los síntomas en fase vagotonica (PCL) y luego tener una reducción o desaparición de los síntomas en fase simpático tónica (CA).

8. Los Binarios

En el instante del DHS el sistema nervioso "registra", no sólo el conflicto que azuzará el programa especial biológico y sensato, pero registrará todos los "señales" que han acompañado el DHS.

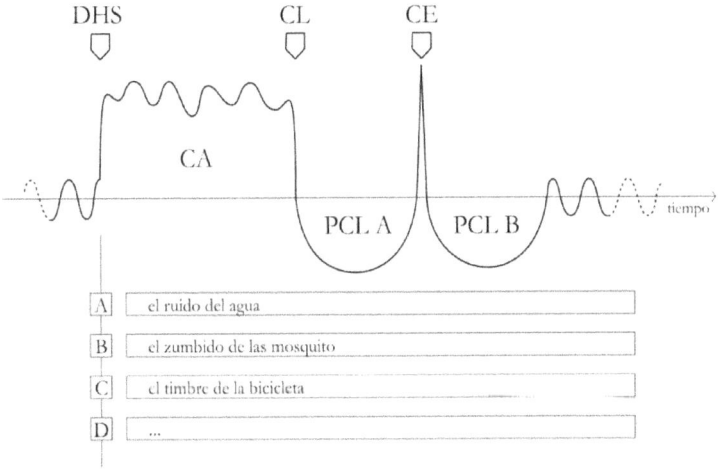

Si sufro un cualquier DHS mientras estoy paseando en la ribera de un arroyo además del DHS fijaré toda una serie de "señales" por ejemplo: el ruido del agua, el zumbido de las mosquito, la temperatura del entorno, el timbre de la bicicleta y tan otro. Estas "señales" en futuro, si se presentaran junto o aisladamente, permitirán reactivar el curvo bifásico "originario" atado al ya experimentado acontecimiento también muchos años antes; si éste se averigua tendré como efecto la manifestación de síntomas en relación a la curva.

Esta modalidad del punto de vista biológico es optimo porque representa una "señal de alarma" para ya no recaer en aquella situación tan particular e intensa ya experimentada.

9. El Conflicto del Prófugo

Cada vez que se vivirá un DHS iniciará un nuevo programa biológico (SBS), por lo que viviendo en el tiempo muchos DHS, tendré activos en un dato instante diferente curvo bifásico, algunos en fase activa y otras en solución:

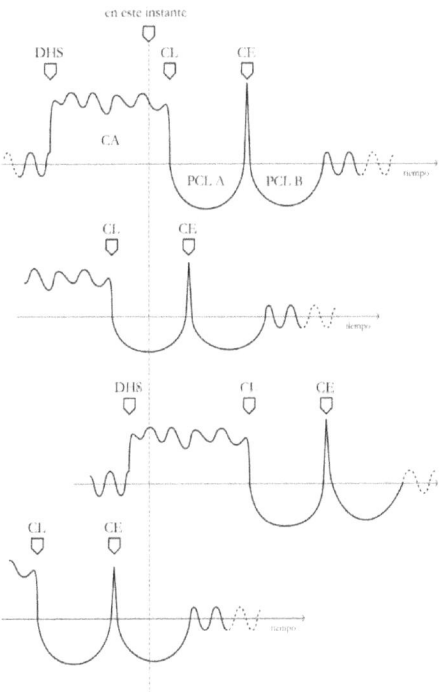

Por tanto en un dato momento estaré en CA por uno o más DHS, en PCL A por un diferente DHS y en PCL B por otras dos DHS diferentes.

Luego:

Por lo primeros y el segundo conflicto que estoy en CA no tendré síntomas, pero no dormiré la noche y sentiré preocupación, ansiedad...

Tendré en cambio un síntoma particularmente molesto acerca del conflicto que se encuentra en la fase PCL A

Y un diferente síntoma por la fase PCL B del DHS que estoy viviendo, pero al menos por este conflicto en solución estoy mucho más tranquilo y lo peor es pasado.

Entre todos los conflictos biológicos que vivimos, hay uno muy importante y fundamental por sus aspectos prácticos que, si activo, tiene la capacidad para aumentar la manifestación sintomática del curvo para simpático tónica (PCL A y B) y de cualquiera curva bifásica relativa a cualquier SBS activo.

Es el conflicto del prófugo, programa de retención de líquidos relativo al sistema de los Túbulos Colectores Renales (derivación Endodérmico) que hace aumentar la función en Conflicto Activo:

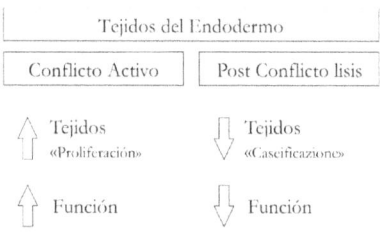

En la fase simpático tónica (CA) de los túbulos colectores renales:

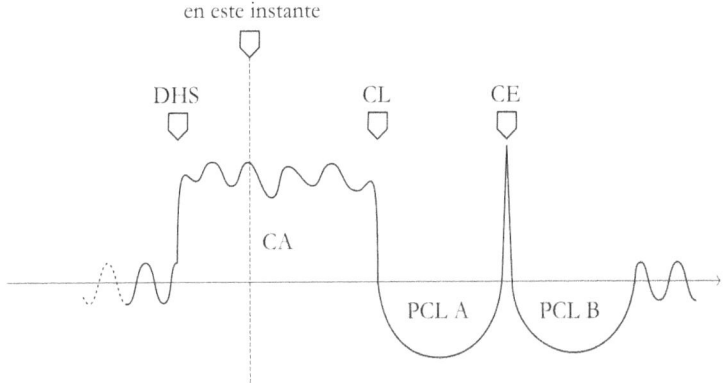

tendré retención de líquidos sistémica (todo el cuerpo será sentido hinchado) nos percibiremos "hinchados" sin necesariamente ningún otro síntoma, pero si además del SBS de los túbulos colectores (conflicto del prófugo activo) tendrá también en acto otro SBS en fase de solución (PCL A), la sintomatología de este último aumentará exponencialmente.

El resultado será un edema local de la 2° curva más edema global (CA túbulos colectores renales) de la 1° curva y derivará una sintomatología mucho más grave (edema local + edema sistémico = + dolor o síntoma).

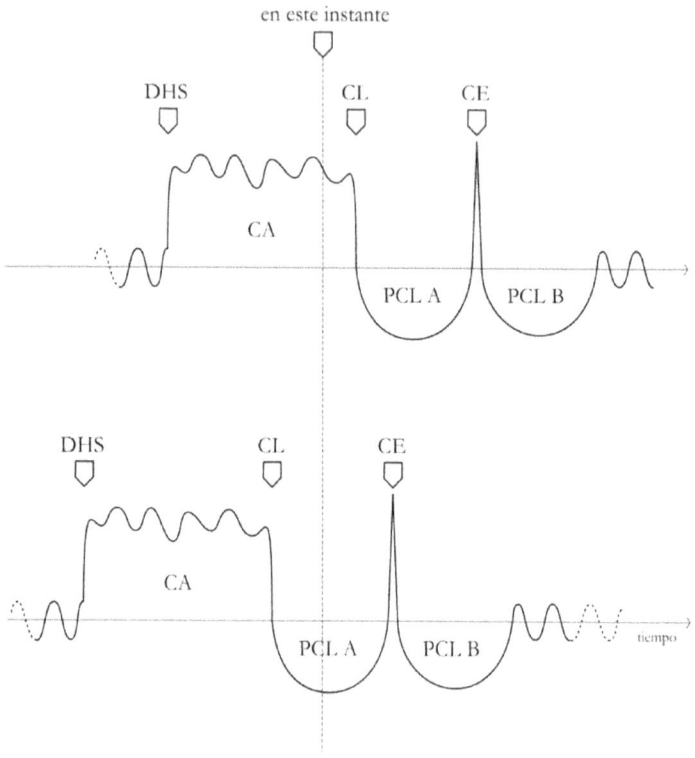

Una individual curva de solución (PCL) da dolor o una sintomatología que puede alcanzar sobre una escala de 1 a 10, una puntuación de 2-3 con el conflicto del prófugo activo, en cambio, el dolor sube más de una puntuación de 7-8.

10. La piel

Al objetivo de comprender de la mejor manera los conflictos y, sobre todo, las manifestaciones somáticas de las patologías dermatológicas a la luz de los descubrimientos del Dr. Hamer, es fundamental definir:

- o la derivación embriológica de los tejidos interesados
- o los tejidos implicados en los conflictos de la piel
- o cuál son los conflictos de la piel
- o 3°, 4°, 5° ley biológica

Aunque la piel sea compuesta por muchas capas de células, sobrepuestas con funciones precisas, es posible distinguir fundamentalmente 2 capas principales:

- o La epidermis
- o La dermis

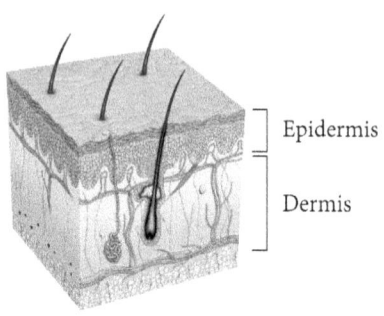

Epidermis

Dermis

De la embriología sabemos que:

- o del ectodermo derivan las células que componen la epidermis y el folículo pilífero con el relativo pelo.
- o del Mesodermo Antiguo derivan las células que componen la dermis, las glándulas sebáceas y sudoríparas.

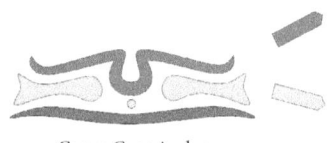

Capas Germinales

Ectodermo
Epidermis, Folículo Pilífero, Pelo

Mesodermo Antiguo
Dermis, las Glándulas Sebáceas y Sudoríparas

De los descubrimientos del Dr. Hamer sabemos que:

- o la epidermis y el folículo pilífero "responden" a los conflictos de "separación-pérdida".

- la dermis, las glándulas sebáceas y sudoríparas "responden" a los conflictos del "sentirse pegados", atacados, conflictos inherentes a la suciedad.

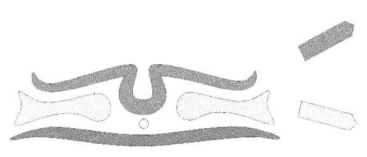

Ectodermo
Conflictos de "Separación-Pérdida"

Mesodermo Antiguo
Conflictos del "Sentirse Pegados"

Capas Germinales

Por la 3° Ley Biológica conocemos el comportamiento del tejido en relación al estímulo neurovegetativo:

- la epidermis y otros de origen ectodérmico en simpaticotonía lleva a una reducción de función y tejido, mientras en parasimpaticotonía restablecimiento de la función y del tejido, en normotonía restablecimiento de las normales funciones.
- La dermis y su otros de origen mesodérmica antigua en simpaticotonía lleva una aumentada función y de tejido (proliferación), mientras en parasimpaticotonía reducción de la función y tejido, en normotonía (queda más o menos excedencia que tejido).

Con respecto a la 4° Ley Biológica sabemos que:

o   los virus optimizan la fase de reparación (PCL) de los tejidos que derivan del ectodermo.

o   los hongos optimizan la fase de reparación (PCL) de los tejidos que derivan del mesodermo antiguo.

o   Mientras por la 5° Ley Biológica, que define el sentido biológico, es por ambos los tejidos en simpaticotonía (CA).

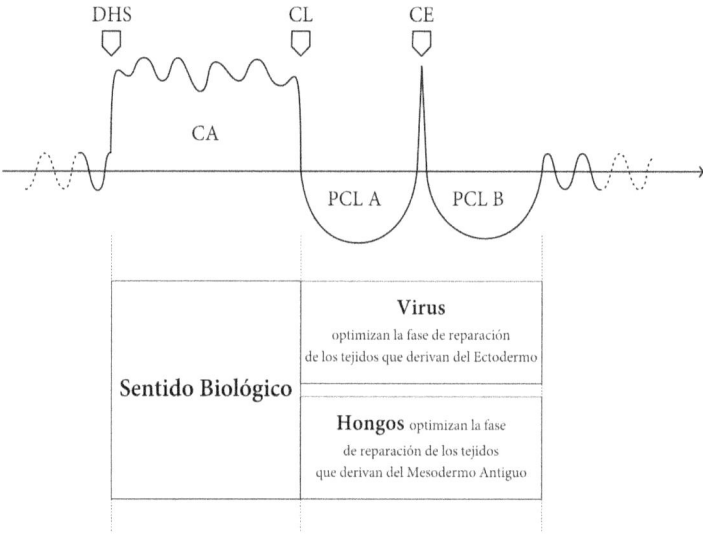

Antes de observar y explicar las así llamadas "patologías dermatológicas" se puede hacer un resumen práctico sobre la morfología de las "lesiones" cutáneas y sobre su manifestación sintomática. Por lo general, a nivel cutáneo, es posible siempre describir las mismas manifestaciones que pueden asumir matices diferentes en relación a la intensidad del conflicto (masa conflictiva) de las recidivas y a cada una será asignado un determinado nombre (vitíligo, psoriasis, herpes labial, acné...).

Epidermis

La epidermis "responde" a los Conflictos de separación y, a segunda que se encuentra en la fase de CA o PCL, se tendrán exclusivamente muchas modificaciones en relación de la activación neurovegetativa:

Piel seca

La piel seca indica la fase de conflicto activo (CA) en un conflicto de separación.

Piel de rosada a enrojecida

Indica una fase parasimpaticotónica (PCLA-PCLB) o bien de resolución en un conflicto de separación.

Hipopigmentación cutánea

Fase simpaticotónica de la epidermis (CA).

Piel que se exfolia

Fase parasimpaticotónica (PCLB) de la epidermis.

Prurito

Crisis epileptoide (CE) de un conflicto de separación.

Ulceración

Conflicto de separación con diferentes recidivas. La ulceración se hace manifiesta después de la primera recidiva.

Sudor

Hipersudación sin olor (CA) de las glándulas sudoríparas.

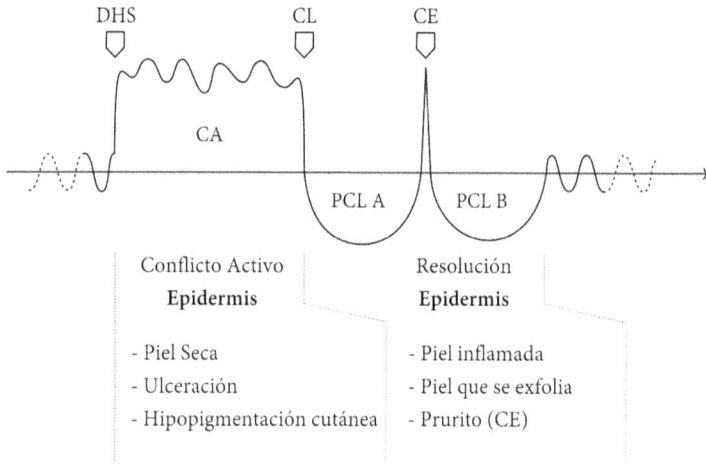

La Dermis

La dermis "responde" a los Conflictos de protección o "sentirse pegados", atacado, conflictos de suciedad o pérdida de la integridad física y, a segunda que se encuentra en la fase de CA o PCL, se tendrán exclusivamente muchas modificaciones en relación de la activación neurovegetativa:

Espesamiento de la dermis

Si el espesamiento es melanótico (CA) a un nivel capa más superficial de la dermis.

Si el espesamiento es amelianótico (CA) a un nivel más profundo relativamente a la dermis.

Hipopigmentación cutánea

Fase simpaticotónica de la dermis (CA).

Furúnculo

Indica una fase parasimpaticotonía (PCL) de reparación.

Piel grasa

Simpaticotonía (CA) de las glándulas sebáceas con numerosas recidivas.

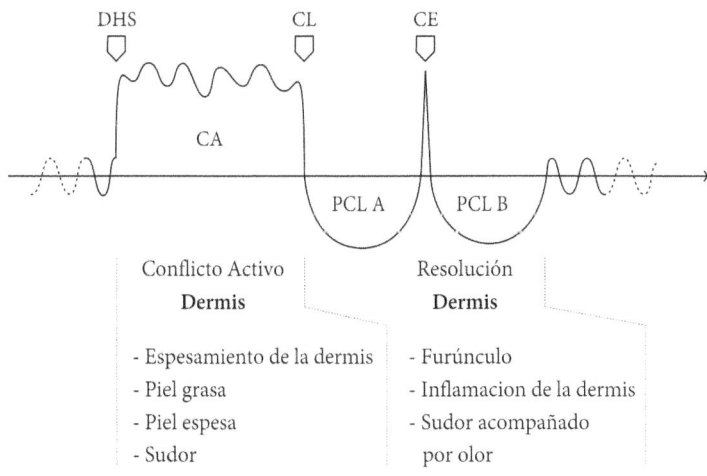

Piel espesa

Simpaticotonía (CA) de la dermis con numerosas recidivas.

Sudor

Fase simpaticotónica de las glándulas sudoríparas (CA y CE).

Sudor acompañado por olor

Fase parasimpaticotónica de las glándulas sudoríparas (PCL) y presente caseificación a causa de hongos.

11. Las patologías dermatológicas

Incluidas las 5 Leyes Biológicas y los desarrollos prácticos, damos a observar algunas patologías.

Es importante subrayar que la sede en que se manifiestan las "lesiones" pueden estar en relación a:

o lateralidad (diestro-zurdo)

por ejemplo un Herpes Labial sobre el labio izquierdo, en un diestro, estará en relación a un conflicto de separación de la misma mamá o mismos hijos

o a la sede local del conflicto

por ejemplo si padezco un ataque directo en un área del cuerpo, por cj. Sucesivamente a una herida de corte, desarrollaré un queloide.

Acné Vulgaris

Conflicto del "sentirse pegados" entendido como "gusto o no gusto" típico, pero no exclusivo, de la edad pubescente. A éste puede ser concomitante un conflicto de devaluación estético local. La fase simpaticotónica pasa inobservada, pero durante la fase parasimpaticotónica (PCL), bajo la acción de bacterias, se averiguan pequeños abscesos con necrosis y caseificación. La fase sintomática producirá el principio de un círculo vicioso que engendrará a diferentes recidivas.

Angiomas

Conflictos de separación con devaluación con continuas recidivas. La lesión ocurre exactamente donde hemos sufrido el conflicto de separación/devaluación según el mapa somático de los conflictos de devaluación inherente los huesos, músculos (Libro: Las 5 Leyes Biológicas: Huesos, Músculos y Articulaciones).

Alopecia androgénica

Conflicto de separación del padre. El padre no es presente en la propia vida como se querría. Naturalmente, en consecuencia de numerosas recidivas, se tiene la progresiva pérdida de pelos. Si se tiene la pérdida lateral del pelo siempre está en relación a una separación, pero de la madre.

Alopecia-Alopecia aireada

Conflicto de separación muy intensa de quién nos acaricia o ha acariciado la cabeza. La morfología del alopecia siempre es acerca de al tipo de contacto tenido. En la fase de CA se tiene pérdida de pelos, mientras en vagotonía (PCL) se tiene sólo nuevo crecimiento si el conflicto no ha sido muy intenso y si no han estado recidivas.

Callos

Conflicto de separación-"agresión" de quien se entremete para hacer cambiar idea (de quién nos pega los pies).

Celulitis

La celulitis, deriva de conflictos de devaluación estético local. Si la devaluación será del tipo mis caderas, mis glúteos o mis muslos no me gustan desarrollaré la celulitis en las caderas, los glúteos o los muslos etcétera. Aquí el tejido implicado es conectivo (deriva del mesodermo reciente) y por tanto el conflicto es de devaluación. De la observación precisa de la zona con la celulitis es posible tener mayores informaciones sobre ulteriores conflictos concomitantes; en el sentido que si está presente también piel seca también tendré un conflicto de separación (en CA) en acto, si presenta "agujeros" estará presente el Conflicto del Prófugo, estado de retención hídrica de todo el cuerpo que irá a agravar localmente el cuadro de la celulitis.

Dermatitis, Eccema (Neurodermatitis), Urticaria

Puede parecer una visión simplista pero todas estas formas son conflictos de separación en resolución, o bien en fase Post-conflictolitica (PCL): la piel aparece enrojecida, caliente, hinchada índice de fase vagotónica que siempre es siguiente al conflictolisis (CL). La sede de la manifestación puede estar en

75

relación a la lateralidad, o bien a la sede donde ha ocurrido la separación, éste tiene que únicamente ser averiguado con la persona interesada. Por ejemplo, si tengo una dermatitis en la parte interior, medial, de los brazos el pensamiento irá a una separación de quien quise o he abrazado; una dermatitis en el cuello o la cara investigaré una separación de quien me besó en el cuello o me dio los besos en la cara... la manifestación sintomática, definida dermatitis, por ejemplo, siempre ocurre y únicamente cuando hay una aproximación, cuando se restablece el contacto. Cada manifestación de la "lesión", es siempre y constantemente dependiente del DHS, de la masa conflictiva (CA), de la resolución (CL), de la duración de las recidivas, de la sede o las sedes del cuerpo en que se ha vivido la separación. Cuando la lesión asume la forma de "mapa", o bien es notada, está a indicar que más allá de lo descrito la persona está en Prófugo Activo. La urticaria, prurito si presiente, indica que está verificando la Crisis Epileptoide.

Eccema dishidrótico

En el eccema dishidrótico el tejido implicado es la dermis de derivación mesodérmica; por tanto el conflicto es tipo me siento ensuciado, atacado, "pegado". La lesión, las típicas burbujitas amarillas que se abren en superficie, ocurren exactamente allí donde me he sentido pegado-ensuciado. Por ejemplo, algunas personas lavan los platos a mano, sin guantes y este en algunas circunstancias puede dar asco, o bien accidentalmente se tocan cosas, sustancias de que nos sentimos ensuciados, atacados. Por los casos de eccema dishidrótico (recidivas) que tenemos frecuentemente, probamos a pensar cosa estamos tocando frecuentemente que nos da asco.

Herpes Genital

El herpes genital es idéntico al herpes Labial, pero la connotación es naturalmente sexual.

Herpes Labial

Lo que es definido como Herpes Labial es el resultado de conflictos de separación, no necesariamente sexual, de quien quiere besar. La localización derecha-izquierda es dependiente de la ley de la lateralidad (capítulo 7). Por ejemplo, si un chico diestro sufre un conflicto de separación de su chica, sucesivamente (Conflicto Lisis) a la reunión, se creará la lesión en el labio derecho. También el labio implicado, superior o inferior, da informaciones acerca del tipo de separación, el labio superior es más en relación al beso, mientras que el labio inferior es más atado a la expresión, conflicto de separación con quién nos se quiere expresar en la relación.

Hay casos en que la lesión está dentro de la nariz, en este caso es una separación atada al olor-perfume de una persona, la lateralidad siempre es respetada.

Herpes Zooster (Fuego de San Antonio)

El herpes Zooster es atribuible a un conflicto de separación muy intensa y algunas veces es concomitante a un conflicto de "suciedad" zonal. En este caso también se tiene la formación de pústulas que abriéndose pueden emanar un olor fétido.

Hongos en la piel

Son el resultado de conflictos atados al "sentirse pegados" con muchas recidivas. La sede dará a mayores indicaciones sobre el matiz del conflicto. Por ejemplo las personas que manifiestan los hongos en la parte alta de la espalda son individuos que están viviendo una situación donde se sienten constantemente pegados (detrás) criticados, juzgados, burlados…

Nevus

Pequeños conflictos de separación

Lunares

Pequeños conflictos de separación

Pediculosis

Los piojos únicamente se encuentran en aquellos sujetos que se encuentran en la fase post-conflictolitica de un conflicto de separación. Los individuos que no tienen activo el programa de separación no serán golpeados de ello.

Psoriasis

Este tipo de expresión es relativa a un doble conflicto de separación en que la componente, más superficial y caracterizada por escamas argénteas (piel seca), es relativa a un conflicto de separación en Conflicto Activo (CA), mientras la componente de abajo, piel roja, inflamada, es relativa a otro conflicto de separación, por otra persona, en la fase conflictolitica (PCL). Puede ocurrir que ambas las fases (CA y PCL) conciernan a la misma persona, o bien me siento separado y sufro, pero me avengo a razones, me queda bien pero no me queda bien, todo en el mismo momento. Si el cuadro de la psoriasis dura por más que tres, cuatro semanas es porque está recidivando. La expresión de la psoriasis únicamente inicia cuando entra en juego la segunda separación, logrando "trabajar" sucesivamente sobre la separación experimentada y aliviando biológicamente, y no psicológicamente, una de las dos, la psoriasis desaparece, sólo dejando en la sede una sola separación en acto que según los casos será o piel seca (CA) o piel enrojecida (PCL).

Sudación

Hace falta distinguir entre la sudación fisiológica (que permite nos enfriamos) y la sudación unida a un conflicto biológico del sentirse atacados. Biológicamente, si se siente pegados se suda (glándulas sudoríparas) a causa del miedo y por toda la duración del peligro (CA) el sudor no es acompañado por olor (el "predador" no siente nuestro olor). Yendo en Conflictolisis (CL), puesto que nos metemos al seguro-amparo, sobre todo en fase PCLA, además de que para sudar, nos oleamos, pero siendo el peligro pasado no es un problema.

Por lo expuesto, es fácil comprender porque algunas veces se les tiene un "malo olor" y podrá llevar la atención a una discusión, pelea que he tenido algún día u hora antes. Los individuos que apestan continuamente son porque se sienten constantemente pegados, criticados, burlados en todos los entornos…

Urticaria, prurito

El prurito siempre se refiere a la Crisis Epileptoide (CE) de un conflicto de separación.

Verrugas

Son el resultado de conflictos de separación con constantes recidivas con la característica particular del tipo: querría tener un contacto, pero no lo tengo o bien inverso, no quiero el contacto, pero estoy obligado a tenerlo por tanto quiero - no quiero el contacto.

Las muchas localizaciones, dedos, palmo de la mano, pies, dependen del tipo de contacto, los pies están en relación al "suelo" donde camino, las manos al contacto y a la habilidad manual, al escribir, al jugar…

Vitíligo

El vitíligo es un conflicto de separación brutal con una coloración adicional despreciable, fea, desagradable, asquerosa "separación asquerosa".

En Conflicto Activo se tiene reducción de tejido o bien hipo pigmentación y, superada la Conflictolisis (CL), el tejido intenta restablecer la pigmentación. En algunas lesiones se nota en el perímetro de la lesión una orilla roja de nuevo crecimiento; si el conflicto ha sido muy intenso no se observa.

Consideraciones

Como expuesto hasta ahora es posible averiguar que las lesiones dermatológicas dependen exclusivamente de lo que hemos vivido y seguimos viviendo en relación al conflicto inicial. Aunque sucesivamente a un diagnóstico médico, que define exactamente el nombre de nuestra patología cutánea, la lesión no queda siempre igual en el tiempo, pero va encuentro a de las fases de remisión y exacerbación; la explicación de estas modificaciones debe ser investigada exclusivamente implicando a la persona interesada e indagando sobre su vida presente.

En esta búsqueda, sobre los conflictos de separación, se tiene a menudo dificultad a llevar la persona a recordar cuando es iniciado todo. El motivo, del punto de vista biológico, es lógico en cuanto, ocurriendo una separación donde detrás siempre hay dolor y sufrimiento por la separación, la memoria falta. Tratando recordar el acontecimiento, a menudo el espacio temporal donde la persona coloca el acontecimiento también puede equivocar de 2-3 años.

12. Terapias Farmacológicas

Los fármacos interaccionan químicamente con los tejidos. Fundamentalmente los cortisónicos, anti-hongos y antibacterianos tienen una propiedad simpaticotónica, o bien artificialmente, químicamente, llevan el tejido en un estado de simpaticotonía (CA) donde por la 2° Ley Biológica sabemos que no tenemos síntomas.

Un tejido, por ejemplo la piel, que se encuentra en un estado de parasimpaticotonía (PCL), que corresponde a la fase sintomática, subordinado a la acción del fármaco suministrado por el médico, será estimulado a ir en la fase simpaticotónica donde se asistirá a la mejoría de la sintomatología. Acabando el ciclo terapéutico del fármaco, el proceso biológico vuelve a tomar y el tejido, ya no sometido a la acción química, volverá en parasimpaticotonía y, conseccuentemente, se manifestarán de nuevo los síntomas.

Si la persona reincidente sobre un conflicto de separación por 2, 3, 10 meses, se puede afirmar con certeza que las terapias no funcionarán; pero si se acaba de recidivar cuando se ha sometido a una terapia farmacológica, al final del ciclo terapéutico, la sintomatología no se presentará porque la curva no será activada pero estará en normotonía.

13. Las Alergias Cutáneas

Las tan dichas "alergias", según las 5 leyes biológicas, se "manifiestan":

o en la fase post-conflictolitica, siempre sintomática,
o por activación de las vías conflictivas

Según la 1° Ley Biológica, en el instante del DHS el individuo "registra" biológicamente, y no conscientemente, todos los particulares presentes en aquel momento en que el DHS ha vivido. Por ejemplo, si yo vivo un cualquier DHS, que producirá una curva bifásica, cuando estoy caminando en la orilla de un arroyo, en aquel instante sacaré como una "fotografía sensorial" de todo lo que me circunda: el ruido del agua, los olores y los perfumes, la temperatura, la humedad, los insectos, las voces que puedo oír y mucho otro. De aquel instante he fijado de los binarios que quedarán "memorizados" por mucho tiempo o, por lo menos, hasta cuando no me ponga consciente. Cada vez que reviviré o se presentarán binarios unidos a un preciso DHS que ya he vivido, se reactivará instantáneamente la curva bifásica dándome consecuentemente una manifestación sintomática que se nombra muy a menudo como "manifestación alérgica".

Un ejemplo real puede ser de ayuda en la comprensión de las manifestaciones que llamamos alergias. Una joven mujer refiere que sea alérgica al tomate crudo. No lo puede ni tocar con las manos ni comerlo; si es cocido nada no ocurre, pero crudo le azuza una reacción alérgica intensa y esta situación dura de unos 18-20 años. ¡Según las 5 Leyes Biológicas esta persona ha vivido un DHS donde estuvieron presentes o en contacto tomates! Efectivamente, esta persona, invitada a recordar cierto acontecimiento intenso vivido, precedente a su alergia, ha recordado fácilmente que de niña ha entrado a hurtadillas en el huerto de un campesino con una amiga sua para recoger tomates. El campesino, viendo moverse algo en el huerto, disparó en aire con el fusil y junto a su perro, que ladró, empezó a correr hacia el huerto. Las dos niñas han escapado. Desde aquel momento, como la persona refiere, ha empezado a manifestar la "extraña alergia". Biológicamente es todo sensato. En el momento del DHS tuvo en mano el tomate y el vegetal ha hecho binario. Cada vez que retoma el binario, biológicamente lo lee como peligro y se manifiesta la reacción cutánea definida "alergia" al tomate.

Naturalmente la pregunta que quienquiera se pone es: ¿ahora puede comer los tomates? La respuesta es sí. Preguntando en consecuencia de la misma persona cosa ha ocurrido en relación a los tomates, me ha referido que recomprando los tomates ha ido con mayor conciencia, recordando el acontecimiento fatídico. No ha enseñado más ninguna reacción cutánea.

Otro ejemplo, un pequeño niño ha iniciado a desarrollar una dermatitis a nivel del plexo solar y en las mejillas. Indagando mejor con los padres es emergido que al niño algunas semanas antes ha sido regalado un pequeño cachorro de perro. El niño, en cuanto pudo, se tumbó en la cama o el sofá y puso el cachorro en la barriga y se hizo dar los besos en la cara (mejillas). Hasta aquí ningún problema, pero el abuelo ha empezado sucesivamente a reprenderlo diciendo no poner el perrito en la cama. El niño, de este modo, teniendo que poner al suelo al cachorro, ha padecido un conflicto de separación. Cada vez que lo llevó en brazos, en ausencia del abuelo, fue en resolución y se manifestó una dermatitis en la sede de la separación. Desde cuando le ha sido dicho al abuelo de ya no reprender el nieto, la "dermatitis" no ha vuelto más.

El principio es simple: sucesivamente a un conflicto de separación se activa la curva bifásica, hasta cuando se queda en Conflicto Áctivo (CA) o bien se queda separados, la epidermis se presenta más o menos seca; cuando se averigua la Conflictolisis (CL) o bien una aproximación de quién se ha separado allí, se asiste a la fase edematosa, inflamatoria, que durará en relación a la duración de la fase CA, en ausencia de recidivas.

14. La búsqueda de los conflictos y los binarios

Habiendo definido y comprendido las varias fases de la curva bifásica, el comportamiento de los tejidos, a propósito de la vida personal, se puede pasar a una fase siguiente para localizar todos los componentes importantes en la lectura de los síntomas en relación a las 5 Leyes Biológicas.

Aquí en seguida, una propuesta de preguntas útiles en la búsqueda de los conflictos y los binarios conflictivos que se han averiguado y en seguida la respuesta-explicación.

Caso de Dermatitis

Preguntas y respuestas:

¿Cuál es la manifestación sintomática?
Dermatitis

¿Qué tejido es implicado?
Epidermis

¿A qué tipo de conflicto corresponde el tejido impli-cado?

Conflicto de separación

¿Qué comportamiento tiene aquel tejido respeto a la 3° ley biológica?

La epidermis deriva del ectodermo y, como por todos los tejidos que derivan del ecto-dermo, en CA se tiene reducción de tejido y función. La zona resulta con una disminuida sensibilidad, mientras después del CL se tiene restablecimiento de tejido, de función con aumento de la sensibilidad, rubor, hincha-zón... fase sintomática.

¿Dónde se manifiesta en el cuerpo?

Parte interna de los brazos tanto a la dere-cha como a izquierda. La sede de las "lesio-nes" sigue la ley de la lateralidad o bien la se-de donde ha ocurrido, como en este caso, la separación.

¿Cuándo ha tenido la primera manifestación?

Hace 2 años

¿Dónde se ha averiguado en el cuerpo la primera manifestación?

Siempre en la misma zona

¿Ha ido la manifestación sintomática a modificarse en el tiempo?

No

¿Desde cuánto tiempo esta manifestación está durando?
Hace 2 años

¿La sintomatología va y viene?
Sí, parece mejorar, pero luego empeora

¿Has localizado acontecimientos o situaciones desencadenantes?
Más o menos, pero no son siempre los mismos

¿Cuándo empeora la dermatitis?
En los fines de semana, pero no se averigua siempre

¿Cuándo le parece que mejora?
Durante los días azules

Estas preguntas son más que suficientes para investigar el acontecimiento o los acontecimientos desencadenantes.

Por el conocimiento de las 5 Leyes Biológicas y los datos recogidos podemos suponer que esta mujer, hace 2 años, ha vivido un conflicto de separación de quien quiso abrazar porque son interesadas la parte interior de los brazos, muy probablemente o de los padres (madre y padre o hermano-hermanas) o de una persona cercana a ella, no necesaria-mente del núcleo familiar. Presentándose cíclicamente la dermatitis en el curso de 2 años significa que la persona es-tá recidivando, o bien hace 2 años está reviendo (abrazo) estas o esta persona. Es natural esperarse que la dermatitis empeora cuando reve o vuelve a abrazar estas personas. Los síntomas, en este caso dermatitis, ocurren únicamente cuando ocurre la Conflictolisis (CL) que representa un acontecimiento positivo, en el caso de la dermatitis una aproximación.

Todo debe ser averiguado haciéndole exclusivamente como a la persona interesadas ulteriores preguntas:

¿Qué ha sucedido en su vida acerca de hace dos años?
Me he casado

¿Adónde ha ido a vivir?
Con mi marido a 130 Km. de distancia de la casa de mis padres

¿Echa de menos Usted a sus padres?
Sí mucho, en cuanto podemos, vamos a encontrarlos, pero trabajando durante la semana vamos en los fines de semana.

¿Ha observado, por casualidad, que la dermatitis empeora, cuando va a encontrar a sus padres?
¡Sí! En efecto, me lo pregunto más veces porque éste ocurriera. Pensé fuera el detergente y el suavizante que usó a mi mamá, pero en fin visto que yo también lo uso a nuestra casa y lo he excluido. Pero no logré en-tender. ¡Ay... ahora es todo claro!

El proceso, la comprensión del proceso y sencillamente la aplicación práctica, algunas veces pueden resultar dificultosas sobre todo en las fases iniciales de estudio y aplicación de las 5 Leyes Biológicas. El doctor Hamer no ha descubierto "cosas nuevas" ha solamente entendido y, sucesivamente, codificado lo que siempre hemos vivido y tenido bajo los ojos por siglos y siglos.

El Doctor Hamer ha comprendido y averiguado que la causa de las así llamadas "Patologías" es causada por acontecimientos particulares que el individuo vive en su vida, en su cotidiano, mientras siempre hemos orientado nuestra búsqueda de las causas externas a nosotros, hacia los virus, bacterias, hongos, errores, errores del sistema inmunitario, edad, agentes atmosféricos…; justamente siempre suponiendo causas multifactoriales no encontrando nunca por el 98% las causas de las "patologías".

15. La terapia, la cura

Hablar de terapia cuando se observa la realidad por las 5 Leyes Biológicas no tiene sentido. La terapia ya es el DHS como el doctor Hamer dice. Si vivo un acontecimiento agudo, dramático, inesperado es normal que el sistema nervioso neurovegetativo responde eficazmente para poner remedio en tiempos muy rápidos. Con respecto a un conflicto de separación en simpaticotonía (CA) se tiene disminución de tejido y función. Éste quiere decir que la piel de la persona que ha padecido la separación tendrá una reducción de sensibilidad cutánea, más o menos leve y por toda la duración de la simpaticotonía; este, del punto de vista biológico, es grandioso porque en conflicto activo (CA) de una separación me permite "sentir menos" la separación de la persona. No "sintiendo", no sufro. Solucionando la separación (CL) el tejido implicado restablece su función y, sobre todo, en PCLA la parte implicada aún más se pondrá hipersensible si se encuentra en un estado de prófugo. El prófugo activo siempre intensifica la fase sintomática de resolución.

Comprendiendo el "por qué", ya se ha la obra empezada. La comprensión clara y limpia de las 5 Leyes Biológicas permite comprender el por qué y, con mayor conciencia, me permite, muy a menudo, si hay las condiciones para salir de las recidivas o bien "moverme de allí"; otras veces para prever el "empeoramiento de la sintomatología" siempre en relación a un acontecimiento u otras veces, no pudiendo moverme, seré obligado a vivir el proceso en escucha.

Apéndice

El Sistema Nervioso

El sistema nervioso es organizado anatómicamente en:

Sistema Nervioso Central (SNC) que comprende el encéfalo, cerebro y la médula espinal (neuraxis): recibe, íntegra y elabora los estímulos aferentes procedentes del Sistema Nervioso Periférico (SNP) que recibe los estímulos eferentes del SNC a su vez.

Sistema Nervioso Periférico (SNP) comprende los nervios craneales y los nervios espinales emergentes de la médula espinal; se subdivide en dos partos principales:

- **Sistema Nervioso Somático** (SNS) responsable de las respuestas voluntarias.

- **Sistema Nervioso Autónomo** (SNA), responsable de las respuestas involuntarias, compuesto por:
  - **Sistema Nervioso Ortosimpático**
  - **Sistema Nervioso Parasimpático**

El Sistema Nervioso Autónomo, además de regular la homeóstasis del organismo, controla todas las funciones del cuerpo que no están normalmente bajo un control consciente;

ramificándose cada individual tejido, órgano y entrañas, es un sistema no influenciable de la voluntad y trabaja con mecanismos autónomos pero siempre uno en estrecha colaboración recíproca con el Sistema Nervioso Central.

La inervación ortosimpática es descrita tradicionalmente cómo una miembro que desarrolla una función fuga/ataque, de alerta, moviliza y organiza los recursos energéticos en situaciones de emergencia o peligro, estimula el corazón y los pulmones, dilata los bronquios, contrae las arterias e inhibe el aparato digestivo, prepara el organismo a la actividad física mientras el sistema parasimpático es un sistema que predispone al ahorro de energías, a la digestión, al sueño y al descanso.

Las Membranas Embrionarias

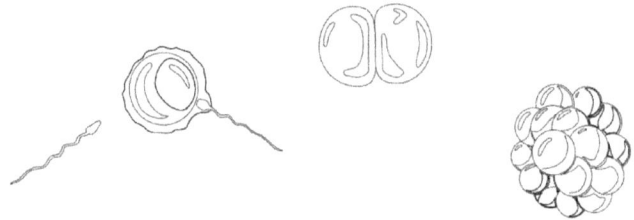

La célula fecundada (cigoto) por procesos de división, diferenciación y acrecentamiento dará origen al feto.

El desarrollo embrionario pasa por muchas fases siguientes de segmentación (mórula, blastocistos) gastrulación y órgano génesis.

En la gastrulación las células vienen a repartirse en tres capas de tejido definidas membranas embrionarias:

- Endodermo
- Mesodermo
- Ectodermo

De estas 3 membranas germinativas derivarán por diferenciación siguiente todos los tejidos del cuerpo. A la octava semana de gestación el desarrollo embrionario se concluye para empezar la órgano génesis y el embrión toma el nombre de feto.

Fichas

Las 5 Leyes Biológicas
de los tejidos de origen **Endodérmico**
dirigidos por el **Tronco Cerebral**
por los **Conflictos del "bocado"**

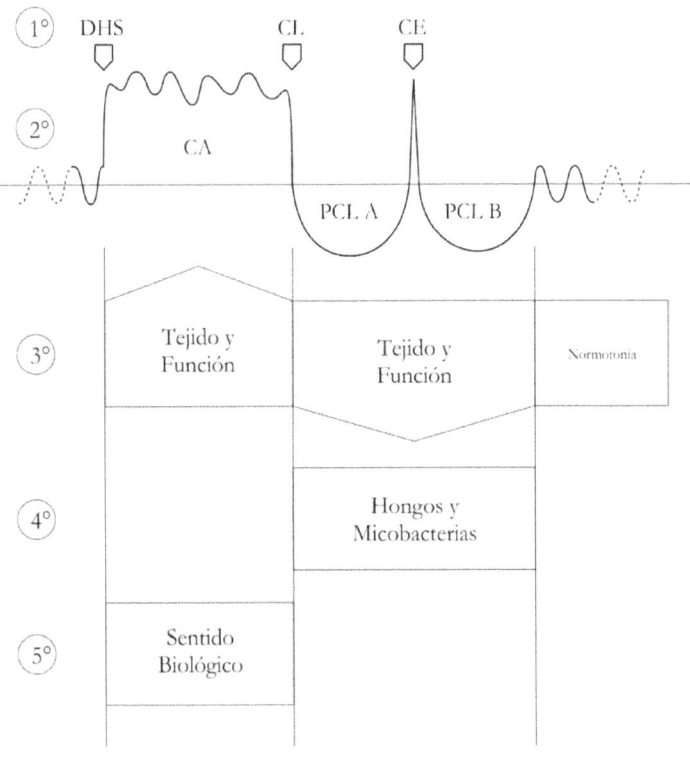

Las 5 Leyes Biológicas
de los tejidos de origen **Mesodérmico**
dirigidos por el **Cerebelo**
por los **Conflicto del "sentirse atacados"**

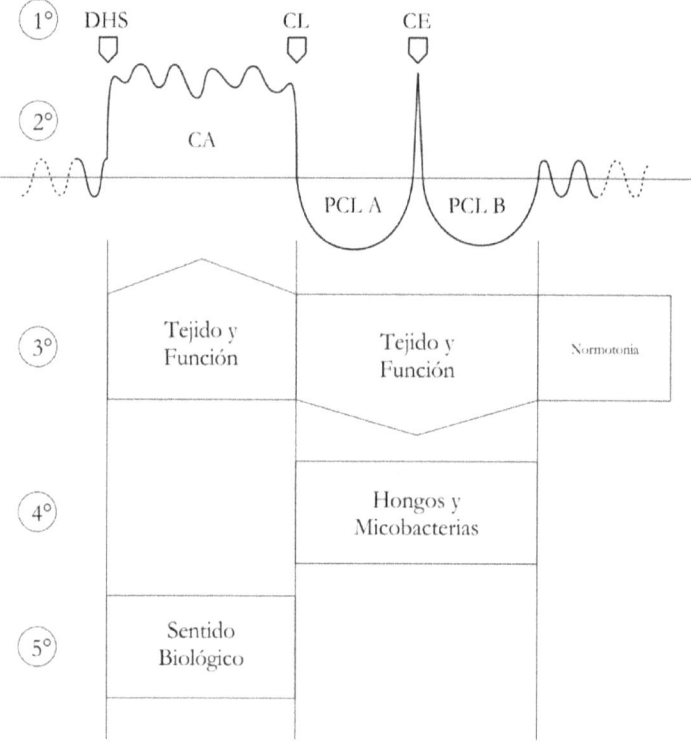

Las 5 Leyes Biológicas
de los tejidos de origen **Mesodérmico**
dirigidos por la **Sustancia Blanca**
por los **Conflictos de auto-devaluación**

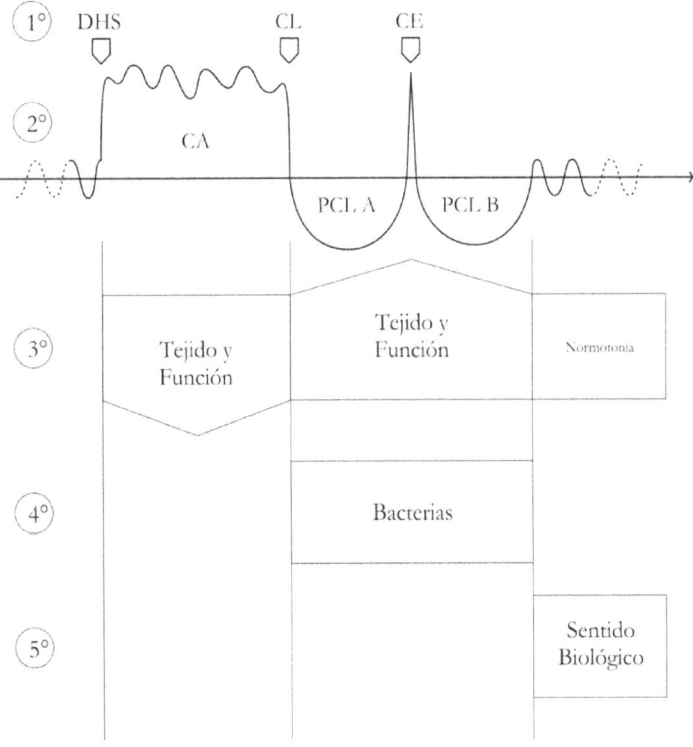

Las 5 Leyes Biológicas
de los tejidos de origen **Ectodérmico**
dirigidos por la **Corteza Cerebral**
por los **Conflictos de "territorio y separación"**

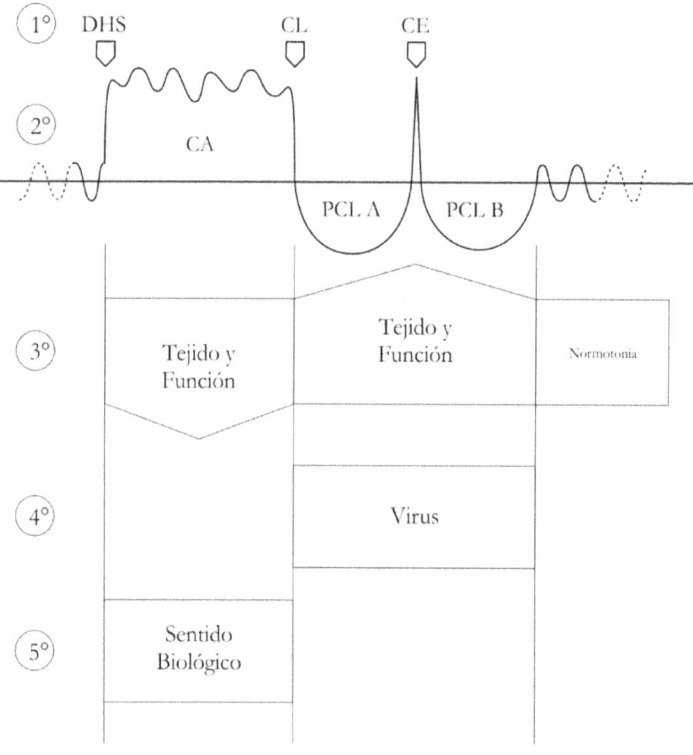

El Autor

Andrea Taddei (Milán 1970, Italia) durante los Estudios Universitarios en Medicina y Cirugía, aprende muchos BioDisciplinas como Cráneosacral, Medicina Tradicional china, Shiatsu, Medicina Ayurvedica, Yoga y Meditación. En consecuencia del abandono de los Estudios Académicos se dedica a tiempo lleno a la difusión y al estudio de las BioDisciplinas.

Da seminarios divulgadores y cursos de ahondamiento sobre la Nueva Medicina en Italia y al extranjero. La página Web de referencia: www.5biologicallaws.com

Bibliografía

English

Dr. Med. Mag. Theol. Ryke Geerd Hamer
Scientific Chart of GNM
Amici di Dirk - Ediciones de la Nueva Medicina S.L.

Espanol

Andrea Taddei
Las 5 Leyes Biológicas y la Nueva Medicina del Doctor Hamer
©2013 Andrea Taddei

Andrea Taddei
Las 5 leyes biológicas: Huesos, Músculos y Articulaciones
La nueva medicina del Dr. Hamer
©2014 Andrea Taddei

French

Dr. Med. Mag. Theol. Ryke Geerd Hamer
Tableau scientifique de la Médecine Nouvelle Germanique
Amici di Dirk - Ediciones de la Nueva Medicina S.L.

German

Dr. Med. Mag. Theol. Ryke Geerd Hamer
Wissenschaftliche Tabelle der GNM

Amici di Dirk - Ediciones de la Nueva Medicina S.L.

Dr. Med. Mag. Theol. Ryke Geerd Hamer
Vermächtnis einer Neuen Medizin, Die "Germanische"
Amici di Dirk - Ediciones de la Nueva Medicina S.L.

Dr. Med. Mag. Theol. Ryke Geerd Hamer
Krebs und alle sogenannten "Krankheiten"- kurze Einführung
Amici di Dirk - Ediciones de la Nueva Medicina S.L.

Dr. Med. Mag. Theol. Ryke Geerd Hamer
Aids die Krankheit, die es gar nicht gibt
Amici di Dirk - Ediciones de la Nueva Medicina S.L.

Italian
Dr. Med. Mag. Theol. Ryke Geerd Hamer
Testamento per una Nuova Medicina Germanica®
©1999 Amici di Dirk, Ediciones de la Nueva Medicina S.L

Dr. Med. Mag. Theol. Ryke Geerd Hamer
Tabella Scientifica della Nuova Medicina Germanica®
©2007 Amici di Dirk, Ediciones de la Nueva Medicina S.L

Dr. Med. Mag. Theol. Ryke Geerd Hamer
Il Capovolgimento Diagnostico
©2003 Amici di Dirk, Ediciones de la Nueva Medicina S.L

Dr. Med. Mag. Theol. Ryke Geerd Hamer
Il Cancro e tutte le cosidette "malattie"
©2003 Amici di Dirk, Ediciones de la Nueva Medicina S.L

www.ingramcontent.com/pod-product-compliance
Lightning Source LLC
Chambersburg PA
CBHW051218170526
45166CB00005B/1953